BEI GRIN MACHT SICH IHR
WISSEN BEZAHLT

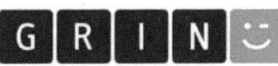

Ulas Incedal

Film und Propaganda im Nationalsozialismus: Der Film Paracelsus

GRIN Verlag

Bibliografische Information der Deutschen Nationalbibliothek:

Die Deutsche Bibliothek verzeichnet diese Publikation in der Deutschen National-
bibliografie; detaillierte bibliografische Daten sind im Internet über http://dnb.d-
nb.de/ abrufbar.

Impressum:

Copyright © 2011 GRIN Verlag GmbH
Druck und Bindung: Books on Demand GmbH, Norderstedt Germany
ISBN: 978-3-656-25250-4

Dieses Buch bei GRIN:

http://www.grin.com/de/e-book/198730/film-und-propaganda-im-nationalsozialis-
mus-der-film-paracelsus

GRIN - Your knowledge has value

Der GRIN Verlag publiziert seit 1998 wissenschaftliche Arbeiten von Studenten, Hochschullehrern und anderen Akademikern als eBook und gedrucktes Buch. Die Verlagswebsite www.grin.com ist die ideale Plattform zur Veröffentlichung von Hausarbeiten, Abschlussarbeiten, wissenschaftlichen Aufsätzen, Dissertationen und Fachbüchern.

Besuchen Sie uns im Internet:

http://www.grin.com/

http://www.facebook.com/grincom

http://www.twitter.com/grin_com

Inhaltsverzeichnis

1. Einleitung

„Ratten, Wanzen und Flöhe sind auch Naturerscheinungen, ebenso wie die Zigeuner und Juden. Sie sind daher gleichfalls gottgewollte Wesen, aber man kann sie ebenso wenig durch rücksichtsvolle Behandlung bessern oder beim Zusammenleben von uns fernhalten wie entartete Asoziale und unnormale ichsüchtige, kriminell-hemmungslose Menschen. Alles Leben ist Kampf. Wir müssen daher alle diese Schädlinge biologisch allmählich ausmerzen." [1]

Der Nationalsozialismus beruhte auf einem biologistisch-rassistischen Gesellschaftsmodell. Dementsprechend spielten die Trägerinnen und Trägern der biologischen Gesundheit, also der Ärztinnen und Ärzten, eine wichtige Rolle in der NS-Propaganda und NS-Ideologie. Um dieser der Medizin zugewiesenen Rolle besser gerecht zu werden, bediente sich das NS-Regime auch der neuesten Medien- und Propagandatechniken. Die audiovisuelle Technik spielte im Nationalsozialismus eine zentrale Rolle bei der gründlichen Überwachung menschlicher Aktivitäten und der Beherrschung der physischen Welt.

Durch Spielfilme über die Ärzte, Gelehrte und Wissenschaftler taten sich mehr Möglichkeiten auf, die Menschen im Reich durch nicht eindeutig erkennbare Propaganda zu beeinflussen. Diese scheinbar Biographischen, wissenschaftlichen Filme waren eine eher subtile Art der Massenpropaganda, die durch die Haltungen und Handlungen der Protagonisten zu Tage traten. So Propagandaminister Joseph Goebbels in einer Rede bei der ersten Jahrestagung der Reichsfilmkammer am 5. 3. 1937 :

"(..) In dem Augenblick, da eine Propaganda bewußt wird, ist sie unwirksam. Mit dem Augenblick aber, mit dem sie als Propaganda, als Tendenz, als Charakter, als Haltung im Hintergrund bleibt und nur durch Menschen, durch Handlung, durch Ablauf, durch Vorgänge, durch Konstantierung in Erscheinung tritt, wird sie in jeder Hinsicht wirksam." [2]

Die NS-Führung und insbesondere der Propagandaminister Joseph Goebbels waren sich der Möglichkeiten des Films zur Mobilisierung von Gefühlen und Lähmung von Gedanken
und der Schaffung von Illusionen bewußt, wie der Zitat oben verdeutlicht. Was könnte sich besser eignen die "Führerpersönlichkeiten" bei einer Person hervorzuheben und dabei nicht offensichtlich Propagandistisch zu sein, als ein Film über einen "deutschen" Wissenschaftler, der auch ausserhalb des Reiches Weltgeltung hatte?

---

[1] K. Hannemann, Arzt: Willensfreiheit oder Erbschicksal? In: „Ziel und Weg" (Organ des NS-Ärztebundes). Zitiert in: Bastian, Furchtbare Ärzte, S. 36

[2] Schicha, Christian, Brosda, Carsten (Hrsg.): Politikvermittlung in Unterhaltungsformaten: Medieninszinierung zwischen Popularität und Populismus. Münster 2002. S. 79.ist

Da boten sich einige sich einige bekannte Personen besonders an. Als Beispiel wären zu nennen Robert Koch, der für seine Arbeiten auf den Bakteriologie und Microbiologie sogar den Nobelpreis gewann. Oder gar Paracelsus, Arzt, Mystiker und Astrologe aus dem 15. Jahrhundert.

Ziel dieser Seminararbeit ist einen kurzen Einblick in die NS-Filmpolitik zu geben und insbesondere den Film "Paracelsus" von Georg Wilhelm Pabst, produziert im Jahre 1943, zu analysieren.

3. Grundsätze für den nationalsozialistischen Film

Wie im Zitat von Goebbels zu ersehen, erkannten die Nationalsozialisten schon sehr früh die Bedeutung des Films zur ideologischen Beeinflussung der Massen und ihren Wert als Propagandamittel. Recht früh, gar in der Zeit der Weimarer Republik wurden einige kleine Parteifilme gedreht. Diese sollten die Anfänge der Partei dokumentierten. Es wurden prunkvolle NS-Aufmärsche gezeigt. Desweiteren zeichnete man Reden wichtiger Nazipolitiker wie Adolf Hitler oder Joseph Goebbels auf. Man verfügte damals noch nicht über die finanziellen Mittel, die man später hatte. Hinzu kam noch, dass die Aufnahmetechnik noch sehr amateurhaft war. Deshalb erreichte man kein nennenswertes Publikum. Sie sollten eher als Werbespots auf Parteiveranstaltungen im ganzen Reich dienen..

2.2 Das Reichsministerium für Propaganda und Aufklärung

Nach der Machtergreifung 1933 konnten sich die Nazifilme frei entfalten. Bereits sechs Wochen nach den mit nur 43,9 Prozent gewonnen Wahlen wurde das Reichsministerium für Volksaufklärung und Propaganda (RMVP) am 11. März 1933 gegründet und Joseph Goebels mit dessen Leitung beauftragt. Das oberste Ziel dieses neuen Ministeriums war die totale Gleichschaltung des deutschen Volkes durch gezielte Massenbeeinflussung. Goebbels verkündete:

„Von hier aus müssen die großen Impulse kommen. Es gibt zwei Arten eine Revolution zu machen. Man kann einmal den Gegner solange mit Maschinengewehren zusammenschießen, bis er die Überlegenheit dessen anerkennt, der im Besitze der Maschinengewehre ist. Dies ist der einfachere Weg. Man kann aber auch durch eine Revolution des Geistes die Nation umgestalten und damit den Gegner nicht vernichten, sondern auch gewinnen. Wir Nationalsozialisten sind diesen zweiten Weg gegangen und werden ihn weitergehen. Das ganze Volk dem neuen Staat zu gewinnen, wird unsere vornehmste Aufgabe in diesem Ministerium sein."[3]

---

[3] Zitiert nach: Hoffmann, Hilmar: *„Und die Fahne führt uns in die Ewigkeit!"* Frankfurt 1988. S. 93.

Die Befugnisse des RMVP waren nahezu unbegrenzt, so konnte die Nazipropaganda mühelos in allen Bereichen des bürgerlichen Lebens Einzug finden.

Zur Gleichschaltung des Kulturbetriebes wurde im September 1933 die Reichskulturkammer (RKK) gegründet, diese wiederum war aufgeteilt in die Bereiche Radio, Presse, Musik, Literatur, Kunst, Theater und Film.

Die Mitgliedschaft in der RKK wurde zur Voraussetzung um weiterhin in einem dieser Bereiche tätig zu sein. Juden und andere, den Nazis nicht willkommene Arbeitsschaffende, konnten so systematisch ausgeschlossen werden. Schon kurz nachdem er zum Reichspropagandaminister wurde, sprach Goebbels am 28.März 1933 vor der Filmwirtschaft und liess erkennen, dass die Kunst jetzt nicht mehr frei war und einer Kontrolle und Normen bedurfte:

"Die Kunst ist frei, und die Kunst wird frei bleiben. Allerdings muss sie sich an bestimme Normen gewöhnen."[4]

Das hiess in dem Falle, das Kunst und Künstler nicht mehr frei entscheiden konnte wie, was und mit wem sie ihre Werke erschufen. Bereits am 1. April wird drüber beraten, die Verträge mit den jüdischen Filmschaffenden aufzulösen. Jetzt musste man die nötige Eignung und Zuverlässigkeit besitzen , sprich der NS-Ideologie gerecht arbeiten bzw. Abstammung sein.[5]

2.2 Goebbels über das Medium Film und die Propaganda.

Wie in dem Zitat von Goebbels in der Einleitung zu erkennen, bekannte sich dieser erstaunlich offen zu seinem Konzept der verdeckten Propaganda. Er lässt erkennen, dass Kunst, Kultur und vor allem dem Film eine besondere Funktion innerhalb der Propaganda haben. Der Film sollte dazu dienen, die *Volksgenossen* im Sinne der NS-Ideologie zu formen. Die Kunst, so Goebbels in der gleichen Rede, sei *immer eine Volkserziehung* gewesen.[6]

Sie sollte weniger für die aktuell politische Propaganda dienen, sondern eher für die weltanschauliche. Denn für die offene Propaganda hatte ja man die Wochenschau im Kino.

"In dem Augenblick, da eine Propaganda bewußt wird, ist sie unwirksam."[7]

Die Erkenntnis, den die NS-Propagandisten aus dieser Erwägung zogen, bestand darin, die NS-Propaganda von den klassischen Propagandabotschaften weitesgehend zu entkleiden. Geobbels

---

[4] Zitiert nach: Dr. Goebbels' Rede im Kaiserhof am 28.3.1933, in: Albrecht, Gerd: *Film im 3. Reich.*Karlsruhe 1979. S. 26-31

[5] Albrecht, Gerd: *Medizin und Mediziner im Film des Dritten Reiches.*In: *Medizin im Spielfilm des Nationalsozialismus.* Benzenhöfer, Udo/Eckart, Wolfgang (Hrsg). Tecklenburg 1990. S. 5-6.

[6] Goebbels, Joseph: Rede bei der ersten Jahrestagung der Reichsfilmkammer am 05.03.1937 in der Krolloper, Berlin. In: Jahrbuch der Reichsfilmkammer 1937, Berlin 1937, S. 74.

[7] Ebd. S. 75.

lehnte es kategorisch ab, "dass unsere SA-Männer durch den Film oder die Bühne marschieren."[8]

In seinem Konzept der Propaganda, spielte die Unterhaltung eine zentrale Rolle. Für ihn war die Unterhaltung staatspolitisch wichtig, ja sogar kriegsentscheidend. Je länger der Krieg dauerte, desto wichtiger war die kulturelle und geistige Betreuung des Volkes, desto wichtiger das Volk bei guter Laune zu halten. Für Goebbels war die gute Laune eine Kriegsartikel. Es war deshalb nötig sie besonders zu beachten. Denn Optimismus gehörte nun mal zur Kriegsführung.[9]

Darüberhinaus sollte der Film zugleich künstlerischen Ansprüchen genügen. Nach der Vorstellung Goebbels war der Nationalsozialismus nicht nur eine politische Bewegung. Sie war auch eine Weltanschauung, die am Beginn einer neuen künstlerischen Epoche stand. Der Film war das modernste Massenmedium und zugleich auch die modernste Kunstform. So war der Film für Goebbels besonders geeignet, Propaganda und künstlerischen Anspruch zu verbinden. Propaganda sollte im Idealfall zugleich Kunst sein - und Kunst zugleich propagandistische Funktionen erfüllen.[10]

3. Der Arztfilm und die Propaganda

3.1 Der Arzt und der Arztfilm

Die Rassenideologie der Nationalsozialisten wurde, wie auch auf alle anderen Gesellschaftsbereiche, auch auf das ärztliche Weltbild übertragen. Die Gemeinschaftsverherrlichung der Nazis sagte aus, dass der Mensch nur innerhald der Gesellschaft existiere und der Ausfall durch eine Krankheit war kein individueller Schaden, sondern ein Schaden für die Gesellschaft. Also war es das Ziel eines Arztes Schaden zu vermeiden oder zu beheben.[11]

Aber auch der Patient ist verpflichtet alles zu tun um Krankheiten zu vermeiden und hat " *die Pflicht zur natürlichen gesunden Lebensführung, d.h. zur Erhaltung seiner Leistungsfähigkeit* ".[12] Der Arzt soll dem Patienten helfen, diese Krankheiten zu besiegen, denn er ist nicht der barmherzige Samariter, sondern ein "Mitkämpfer" des Kranken. Der Patient muss sich die Gesundheit zurück erkämpfen, den er durch schlechte Lebensführung verloren hat.

Krankheit, also, ist nichts naturgegebenes, nichts Schicksalhaftes. Sie ist vermeidbar und jeder, der

---

[8] Goebbels, Joseph: Rede in den Tennishallen in Berlin am 19.05.1933. In: Belling, Curt (1936): Der Film in Staat und Partei. Berlin, S. 31.

[9] Vgl. Schicha, Christian, 2002. S. 79.

10 Köppen, Manuel / Schütz, Erhard (Hrsg.): *Kunst der Propaganda. Der Film im Dritten Reich.* Bern 2007, S. 23.

[11] Hoffmann, H.F.: *Das ärztliche Weltbild.* Stuttgart 1937, zit. In: Walter Wuttke-Groneberg (Hrsg.): *Medizin im Nationalsozialismus. Ein Arbeitsbuch.* 2. Auflage, Tübingen 1982. S. 32

[12] Ebd. S. 32.

gegen sie ankämpft, kann sie vermeiden. Denn die Krankheit ist ein Feind, der von aussen kommt.

Das Bild des Arztes ist dementsprechend. Denn der Beruf des Arztes ist ja nicht irgendein Beruf. Er reflektiert immer zwei Seiten einer Zuwendung zu den Menschen. Er ist Priester und Arzt, Heilkundiger und Techniker der medizinischen Versorgung[13]. Also müssen sich die Qualitäten des Arztes sich sowohl aus fachlicher Qualifikation, als auch aus charismatischer Wirkung zusammensetzen.[14] Sobald man sich das Bild des Arztes vergegenwärtigt, hat man zwei Bilder im Kopf: Ein Bild als den Wissenschaftler und ein Bild des sich für die Menschen und der Menschlichkeit aufopfernden Arztes.

Der Beruf des Mediziners war schon immer ein sehr geachteter, dies ist bis heute noch so. Die Begriffe „Halbgott in Weiß", zeigt also den Wissenschaftler und Techniker oder „Onkel Doktor", zeigt den Priester und Vertrauten. Sie zeigen uns einerseits den Respekt und andererseits das Vertrauen, das man gemeinhin dem ärztlichen Beruf entgegenbringt.

Dies sind Qualifikationen, die "den" Führer auszeichnen, wie man auch in Adolf Hitler sah. Also war der Arzt näher an diesem Führermodell als eine andere Person es je sein könnte. Man schuldete ihm Gehorsam, da er die fachliche Qualifikation besaß, man schuldete ihm Gefolgschaft, wegen seiner menschlichen Qualitäten.[15]

Demnach ist die Gestalt eine Artzes, natürlich wenn man ihn nach an dem Führerideal und der NS-Ideologie gerecht darstellt, von besonderer Wichtigkeit für die Filmemacher und auch für die Zuschauer. Denn das, was der Arzt tut und sagt, hat den Nimbus der Wissenschaft, der über Leben und Tod entscheidet. Sie ist nicht so leicht als Propaganda zu erkennen, was ja auch der Sinn der Propaganda nach Goebbels ausmachte. Das Ziel war in diesen Filmen, das Führerprinzip zu propagieren. Dies soll im nächsten Unterkapitel näher erläutert werden.

3.2 Propagierung des Führerprinzips in Arztfilmen

Ein feste Konstante in der Ideologie des NS-Regimes war die Vorstellung einer natürlichen Hierarchie unter den Menschen. Demnach musste es grundsätzlich Führer und Geführte geben. Der geborene Führer setzt sich dabei unabhängig von Ausbildung, Herkunft etc. gegen alle Widerstände und Widersacher durch. Nur durch seinen eisernen Willen und seinem Glauben an die Sache bringt er sich selbst in diese Position.

Dem Zuschauer wurden in vielen nationalsozialistischen Spielfilmen solche Führergestalten –

---

[13] Albrecht, 1990. S. 19
[14] Ebd., S. 20.
[15] Ebd., S. 20

Politiker (Bismarck 1940), Militärs (Kampfgeschwader Lützow 1941), Ärzte (Robert Koch der Bekämpfer des Todes 1939), Künstler (Friedrich Schiller-Triumph eines Genies 1940) - vorgeführt. Wie von Goebbels erwünscht, konnte die NS-Propaganda sicher sein, dass ohne explizite Bezüge zur NS-Gegenwart herzustellen, diese unterschwellige Darstellung der NS-Ideologie, die Zuschauer dazu brachte, das Führerprinzip gewissermaßen von selbst als natürlich zu empfinden und ganz alleine Bezüge zur Gegenwart herstellten. [16]

In dem Film "Robert Koch - Bekämpfer des Todes" von 1939, dargestellt vom NS-Vorzeigeschauspieler Emil Jannings, kämpft Robert Koch gegen eine konservativ-spießige Ärzteschaft für seine Entdeckung des Tuberkulosebazillus und der Entwicklung eines Impfstoffs. Er ist todesmutig und hat keine Zweifel an seiner Mission zu haben. Er probiert sogar die Impfstoffe sogar an sich selbst aus und setzt sich gegen alle Widerstände durch: Hier Triumphiert der Wille des Wissenschaftlers, der an seinem Glauben festhält, gegen jede Widerstand. Gedreht wurde der Film 1939 und da bereits in Stimmung der geistigen Mobilmachung, spart der Film auch nicht mit der militärischen und martialischen Sprache im "*Kampf*" und "*Sieg*" gegen die Krankheit.

Ein anderer dieser Filme zeigt den spätmittelalterlichen Arzt Paracelsus, gespielt von Werner Krauss, ebenfalls in der Rolle eines sich gegen alle Widerstände durchsetzenden Kämpfers. Paracelsus gelingt es das einfache Volk gegen allen Widerstand auf seine Seite zu bringen, natürlich gegen das etablierte Bürgertum. Am Ende des Filmes hält der "Führer Paracelsus" dann auch eine pathetische Rede auf die Bedeutung der Volksgemeinschaft und dem Versprechen, sich immer für sein Volk einzusetzen. Man kann aus den beiden Filmen schon das Schema erkennen, dass sich in allen Propagandafilmen der NS-Zeit zeigt:

Der willensstarke, intelligente Einzelne überwindet alle Widerstände in seiner Umgebung und die rettet sein Volk. Im folgenden Kapitel, wird der Film „Paracelsus" exemplarisch für den Arztfilm behandelt

4. Der Paracelsus-Film von Georg Wilhelm Papst

In seinem Film von 1943, voll von suggestiven Bildern, behandelt der Wiener Regisseur Georg Werner Pabst den Aufstieg und Fall eines Wunderarztes Namens Paracelsus im Deutschland des 16. Jahrhunderts. Als historische Vorlage für diesen Film diente das Leben des Philippus Theophrastus Aureolus Bombast von Hohenheim, kurz Paracelsus. Er war am 10.10.1493 in Egg geborener und 24.09.1541 in Salzburg gestorbener Arzt, Alchemist, Astrologe, Mystiker und Philosoph. Paracelsus war der Arzt und Alchimist, der in der Renaissance die Behandlung von Krankheiten mit chemischen Mitteln einführte.

[16] Kleinhans, Bernd: *Ein Film, ein Reich ein, ein Kino: Lichtspiel in der braunen Provinz*. Köln 2003, S. 46.

Der Fortschritt der praktischen Medizin zu Anfang des 16. Jahrhunderts ist zum grossen Teil ihm zu verdanken, wie auch der Ansatz zur modernen Medizin.[17]

4.1 Entstehung und Bedeutung

Es nicht bekannt wer die Idee zu diesem Film hatte. Jedenfalls wurde im Jahr 1942 Kurt Heuser, der von dem zweiten Weltkrieg vorzugsweise als Abenteuerschriftsteller tätig war, von der Bavaria-Filmkunst AG mit der Erstellung eines Drehbuchs beauftragt.

Die Idee kam wahrscheinlich durch die seit 1941 stattfindenden Jubelfeiern zum 400. Todestages Paracelsus. Das Jahr bot Anlass zu Festveranstaltungen, Ausstellungen, Vorträgen und nicht zuletzt zu einer Flut von Publikationen, wovon viele von nationalsozialistischer Weltanschauung durchdrungen waren. Das war nicht überraschend, denn schon früh hatte man im Umfeld des NS-Regimes Paracelsus zur Vorbildfigur einer "Neuen Deutschen Heilkunde" erkoren. Auch nach seinem scheitern des Versuches, Schul- und Alternativmedizin zu vereinigen, stand Paracelsus bei nationalsozialistischen Ärzten in hohem Ansehen.[18]

Da sich der Geburtstag des Paracelsus 1943 zum 450. mal Jährte, wurde die Idee geboren einen Film über diesen "deutschen" Arzt zu drehen. Natürlich war es klar, dass man dabei nichts anderes als einen "nationalsozialistischen" Film zu erwarten hatte. Wie schon in den vorhergehenden Kapiteln erläutert, war die Filmwirtschaft nach der Machtübernahme der Nationalsozialisten einer strikten Vor- und Nachzensur unterzogen.

März 1943 war es schliesslich soweit. Der Film wurde in Salzburg uraufgeführt. In der Filmzeitschrift "Film-Kurier" hiess es: "Wenn eine Film in dem traditionsreichen Saal des Salzburger Festspielhauses zur Uraufführung gelangt, muss es sich immer um ein ganz besonderes Werk handeln."[19]

Schon Anhand dieses Zitates, kann man die grosse öffentliche und propagandistische Bedeutung, die man diesem Film beimaß, erkennen. Als am selben Tag vor der Aufführung das Reichspropagandaamt Salzburg einen Empfang anlässlich der Premiere gab, ergriff Dr. Dingeley, Präsident der Paracelsus Gesellschaft, das Wort und sagt:

" *Sinn und Aufgabe dieses Prachtvollen Films sei die viel umstrittene Gestalt des bedeutenden deutschen Forschers, Arztes und Philosophen Paracelsus dem Volke nahe zu bringen.*"

---

[17] Vgl. Müller-Jahncke, Wolf-Dieter : *Paracelsus*. In: Neue Deutsche Biographie (NDB). Band 20. Duncker & Humblot, Berlin 2001, S. 61–64.
[18] Vgl. Benzhöfer, Udo: *Propaganda des Herzens. Zum Paraclesus-Film von Georg W. Pabst*. In: Medizin im Spielfilm des Nationalsozialismus. Benzenhöfer, Udo/Eckart, Wolfgang (Hrsg). Tecklenburg 1990. S. 53.
[19] Vgl. Kropsch, Otto: *Paracelsus im Salzburger Festspielhaus*. In: Film-Kurier, Berlin 13.03.1943, S. 1.

Und weiter: *"Dieses Volk habe ein Recht darauf, dass seine grossen Männer Allgemeingut werden."*[20]

Nicht nur die Umstände der Uraufführung zeugen von dem Interesse, das man von offizieller Seite an dem Film hatte, sondern auch das hohe Produktionsbudget von 2,7 Mio. Reichsmark und die Tatsache, dass der Film das Prädikat "staatspolitisch und künstlerisch wertvoll" erhielt, belegen dies. Schon daran kann man erkennen, dass der Film allein zum Zwecke der Propaganda gemacht wurde und dementsprechend der NS-Ideologie nahe sein muss.

4.2 Der Regisseur und der Hauptdarsteller

Als Regisseur hatte man Österreicher Georg Wilhelm Pabst genommen. Dieser wurde 1885 in Raudniz, im heutigen Tschechien geboren. Er nahm zunächst ein Ingenieursstudium auf, bevor er sich dem Theater zuwandte und seit 1906 als Schauspieler agierte und bald auch Regieaufgaben übernahm. Beim Ausbruch des ersten Weltkrieges hielt er sich in Frankreich auf und wurde interniert und erst nach Kriegsende konnte er nach Österreich zurück. 1932 gab er sein Regiedebüt in dem Film „ Der Schatz", durch weitere Stummfilme wie z.b. „Die freudlose Gasse" und die „Büchse der Pandora" erwarb er sich auch internationalen Ruf.

„Die freudlose Gasse" war sein erster großer Erfolg. Der Film in dem Greta Garbo, Asta Nielsen und Pabsts Lieblingsschauspieler Werner Kruaß, der später den Paracelsus in dem gleichnamigen Film spielt, wurde von der Kritik gefeiert – zugleich aber wurde der Film von diversen Zensurbehörden in Europa und vom Importeur in den USA fast bis zur Unkenntlichkeit verändert. Bis heute gilt er als Meisterwerk des sozialkritischen Realismus, das Pabsts Ruf als Meister der "Neuen Sachlichkeit" begründet. Sein erster Tonfilm „ Westfront 1918" hatte 1930 Premiere und galt als ausgesprochener Antikriegsfilm und wurde 1933 in Deutschland verboten. Die pazifistische Ausrichtung dieses Films, der für eine deutsch-französische Aussöhnung plädiert, zementiert seinen Ruf als der "rote Pabst".[21]

Mit den folgenden Filmen „Die Dreigroschenoper" von Berthold Brecht und dem die Völkerverständigung propagierendem „Kameradschaft" verortete Pabst sein Werk politisch noch fester im linken Spektrum.

Nach der Machtübernahme Hitlers lebte Pabst eine kurze Zeit in Frankreich. Ende 1933 versuchte er einen Start als Regisseur in Hollywood, kehrte jedoch bald wieder nach Frankreich zurück. In der Folgezeit hielt er sich kurze Zeit in der Schweiz auf und als seine geplante Emigration in die USA

---

[20] Ebd.
[21] Vgl. Jacobsen, Wolfgang : *G. W. Pabst*. Berlin 1997, S. 35.

scheiterte, kehrte er 1939 in das an das Deutsche Reich angeschlossene Österreich zurück.

Diese Rückkehr wurde von seinen geflohenen Freunden mit Bestürzung aufgenommen und bringt ihm den Ruf ein Opportunist zu sein, ein. Von Nationalsozialistischer Seite trug man dem renommierten „Heimkehrer" schon bald an einen Film zu drehen und nach einigen Auseinandersetzungen übernimmt schliesslich Pabst 1941 die Spielleitung von dem Film „Komödianten". Der Film, der wenn auch nicht offen nazistisch, so doch zumindest linientreu ist, erhält auch das Prädikat "staatspolitisch und künstlerisch (besonders) wertvoll, wie später sein nächstes Werk „Paracelsus". Schliesslich beginnt Pabst im Sommer 1942 mit den Dreharbeiten zum Paracelsus Film, welcher für Bavaria-Filmkunst in den Barrandow-Studios in Prag gedreht wurde. [22]

Seine Rolle während des Dritten Reichs ist umstritten, sein künstlerischer Ruf ist zunächst ruiniert. Nach der Rehabilitierung beginnt er sich kritisch mit dem NS-Regime auseinandersetzen und dreht einige Filme. Dazu zählen "Der Prozeß" (1948), für den er in Venedig mit dem Darstellerpreis ausgezeichnet wird, "Duell mit dem Tod" (1949), sowie "Der letzte Akt" (1955), eine Darstellung der letzten Tage Adolf Hitlers, und das Stauffenberg-Drama "Es geschah am 20. Juli" (1955). In seinen letzten Lebensjahren schwerkrank verstarb Pabst 1967 in Wien. [23]

Als Hauptdarsteller für die Rolle des Paracelsus, wurde der Lieblingsschauspieler Pabsts, Werner Krauß genommen. Krauß, geboren 1884 in Coburg, wurde schon früh mit dem Schauspielerei bekannt. Er hatte bis zum Ende des Ersten Weltkrieges verschiedene Rollen in Weltklassikern übernommen. Aber erst nach dem Krieg stieg er zum bewunderten Theater-und Filmstar auf. Jetzt verkörperte er die großen Figuren des Theaters wie Hamlet, Wallenstein, Memphisto, Franz Moor, Othello und Shylock.

1934 wurde Krauß zum deutschen Staatsschauspieler ernannt, spätestens war dann klar, dass er zumindest künstlerisch sich auf das NS-Regime einliess, was seine späteren Filme beweisen. Er war sogar von 1933 bis 1935 stellvertretender Präsident der Reichstheaterkammer. In der Endphase des Krieges nahm ihn Hitler in die „Gottbegnadeten Liste"[24] der wichtigsten Künstler auf, wodurch der Kriegseinsatz an der Front für Krauß entfiel. Auch Erwin Guido Kolbenheyer, der Verfasser der Paracelsus Trilogie, dessen Werk dem Drehbuchautor Kurt Hauser wahrscheinlich als Vorlage

---

[22] Ebd. S. 67.
[23] Vgl. Klee, Ernst: *Das Kulturlexikon zum Dritten Reich. Wer war was vor und nach 1945*. Frankfurt am Main 2007, S. 314.
[24] Die **Gottbegnadeten-Liste** war eine 1944, in der Endphase des Zweiten Weltkrieges, vom Reichsministerium und Volksaufklärung und Propaganda und Adolf Hitler zusammengestellte, 36 Seiten umfassende Liste, in der die wichtigstens Künstler des NS-Regimes aufgeführt waren. Vgl. Rathkolb, Oliver: *Führertreu und gottbegnadet. Künstlereliten im Dritten Reich*. Wien 1991. S. 24

diente, gehörte auch zu denen auf der Liste der „Gottbegnadeten".[25]

1935 spielte Werner Krauß Napoleon Bonaparte in der Verfilmung von Benito Mussolinis „hundert Tage", so dass er auch von diesem Persönlich empfangen wurde. Weiterhin spielte er in vielen NS-Propaganda Filmen wie „Robert Koch, der Bekämpfer des Todes" (1939) und dem antisemitischen Hetzfilm „Jud Süß" wo er sogar in fünf verschiedenen Rollen einen Juden spielt.

„Werner Krauß war zwar kein Nazi, aber immer schon ein wütender Antisemit gewesen ... Den Shylock konnte ein Schauspieler so spielen, daß die Leute ergriffen waren, er konnte ihn aber auch so spielen wie Werner Krauß. Bei ihm sind die Leute jeden Abend als Antisemiten aus dem Theater gegangen "[26]

Nachdem Kriegsende wurde er zunächst als Minderbelastet eingestuft. Danach wird er rehabilitiert und spielt noch einige Rollen in der BRD. 1954 bekommt er den Bundesverdienstkreuz und verstarb 1959 in Wien.[27]

Die Rolle des Regisseurs ist umstritten, da er eher als linker galt und aus anderen Gründen Paracelsus gedreht haben mag. Beim Hauptdarsteller aber, kann man seine politische Einstellung sehr leicht feststellen. Man muss diesbezüglich nur seine Filme und seine Funktionen innerhalb des Staatsapparates des NS-Regimes anschauen.

4.3 Die Handlung des Paracelsus Films

Die Handlung des Paracelsus Filmes, spielt sich in einer freien Reichsstadt des Mittelalters ab. Gemeint ist in diesem Falle die Stadt Basel, wird aber während der ganzen Handlung nicht erwähnt. Wie in Kap. 4.1. erwähnt, sollte der Film in erster Linie keine Biographie, sonder der Versuch, die Gestalt dieses ersten großen deutschen Arztes in einer allgemein gültigen und dramatischen Form im Sinne der Propaganda lebendig werden zu lassen. Dementsprechend ist die Hauptlinie der Handlung der Kampf des Paracelsus um den Lehrstuhl und um die Drucklegung seiner Werke, denn er wollte nicht mehr von einen Ort zum anderen Wandern, sondern eine Heimatstadt finden, um doch der Jugend ein neues medizinisches Weltbild zu geben.

Darüber hinaus auch eine umfassende Lehre vom Menschen und seiner Beziehung zur Natur. Natürlich stößt er auf Gegenwehr. Im Endeffekt sollten die von ihm bekämpfte alte Schule, repräsentiert durch den Magister der Universität einerseits und durch den reichen Kaufmann Pfefferkorn andererseits, sollten Sieger bleiben. Zwischen diesen beiden Blöcken steht der unentschlossene Rat der Stadt, sowie vor allem die Gestalt des Buchdruckers Froben, dessen

---

[25] Ebd. S. 26.
[26] Vgl. Granach, Gad: *"Heimat los!"*. Augsburg 1997, S. 78.
[27] Vgl. Klee, 2007, S. 336.

Heilung zum Auftakt der eigentlichen Handlung wird. Die Rettung schon von der "Schulmedizin" aufgegebenen Mannes begründet den guten Ruf des Paracelsus und dies nicht nur beim einfachen Volk und bei den Frauen, sondern auch bei der angesehenen Bürgerschaft und bei den Machthabern in der Stadt. Von Studenten wird er wegen seiner Methoden bejubelt und als "König der Ärzte" bezeichnet.[28]

Als er von der Fakultät zur Disputation herausgefordert wird, triumphiert Paracelsus nicht nur vor der gesamten Öffentlichkeit, sondern es stellt sich heraus, dass er ein ebenbürtiger, akademisch gebildeter Arzt ist und kein Scharlatan ist, wie ihn seine Widersacher nennen. Er verkündet seine Lehre in der deutschen Sprache, sprich im Deutsch des Volkes und lehnt zum unmut seiner Gegner Latein ab, die eigentlich als die akademische Sprache galt. So gesehen ist natürlich Paracelsus der Wegbereiter einer deutschen Wissenschaft, ein großer Heilkünstler mit dem Grundsatz: "Die Natur ist der Arzt, nicht du. Von ihr musst du schöpfen, nicht aus dir. Sie setzt zusammen, nicht du "[29]

Als aber sein Lieblingsschüler Johannes sich in die Tochter (Renata) seines Widersachers Pfefferkorn verliebt, nimmt der Unheil seinen Lauf. Um Renata zu imponieren, wendet Johannes ein unerprobtes Elexier seines Meisters an Froben an und dieser Stirbt an diesem Elexier. Natürlich kommt dies den Widersachern gut gelegen, obwohl Johannes schuld ist, wird alles auf Paracelsus geschoben und man will ihn einsperren und den Prozess machen. Durch die Hilfe des dankbaren Gauklers den Paracelsus vor der Pest rettete, kommt es nicht dazu und er kann fliehen. Am Schluss steht wieder eine Wanderschaft für Paracelsus an und er erkennt nun das dies wohl sein Schicksal sein muss. Zum Schluss wird Paracelsus durch den Gesandten des Kaisers, Hohenried, im Auftrag des Kaisers an den Hof nach Innsbruck gerufen. Er aber lehnt diesen Ruf ab und zeigt auf die Menge der Heilsuchenden und sagt: "*Mich braucht das Volk...es schreit nach mir...dem Kaiser nicht, dem Volke muss ich dienen.*"[30]

4.4 Die Widersacher Paracelsus: Der Kaufmann Pfefferkorn und der Magister der Universität

Wie jeder Held und Hauptdarsteller, hatte auch Paracelsus Gegner und Widersacher. Diese waren wie oben in 4.2 erwähnt, unter anderem der Kaufmann Pfefferkorn, der auch historisch belegbar ist und der Magister der Universität. Der Kaufmann Pfefferkorn spielte eine wichtige Rolle bei der Konzeption des Drehbuches. So wurde er dramaturgisch zum Hauptwidersacher des Paracelsus bearbeitet. Ideologisch wurde er zum Zeichen des Antisemitismus, deutlich erkennbar durch sein kapitalistisches Wesen und sein Geldgier. Er ist durchgängig negativ besetzt. Da der Kapitalismus durch die NS-Ideologie als eine "jüdische" Erfindung" dargestellt wurde und die Juden nur

---

[28] Vgl. Benzhöfer, 1990, S. 55 ff.
[29] Vgl. Goolowin, Sergius: *Paracelsus-Mediziner-Heiler-Philosoph*. Darmstadt 2007, S. 24.
[30] Vgl. Benzhöfer, Udo 1990. S. 56 ff.

geldgierige Parasiten waren[31], so kann man schon ersehen welche Funktion Pfefferkorn in diesem Film hatte. Durch sein Aussehen und durch sein Namen wurde er subtil als Juden charakterisiert und konnte leicht als Jude identifiziert werden.

Da Pfefferkorn sich aber taufen liess, spielte seine jüdische Herkunft dennoch eine grosse Rolle. Also war sein religiöses Bekenntnis nicht die Wurzel "allen Übels", sondern seine Rasse. Denn er selbst, als zum Christentum konvertierter Jude, war für die Verbrennung jüdisch-kabbalistische Schriftentums vehement eingetreten und sogar dies von Kaiser Maximilian gefordert.[32] Hierzu schrieb der Humanist Erasmus von Rotterdam:

"Der getaufte Jude Pfefferkorn hätte doch nur völlig Jude bleiben sollen oder wie er an seiner Vorhaut beschnitten sei, auch an seiner Zunge und beiden Händen beschnitten werden sollen."[33]

Weiterhin wurde er im Zuge des Judenbücherstreits von den Humanisten um Ullrich von Hutton heftigst bekämpft und mit der Schrift „Dunkelmännerbriefe" wegen seinem Charakter und seinen privaten Problemen verhöhnt.[34]

Der andere Widersacher Paracelsus ist der Magister der Fakultät, der als eigennützigen, egoistischen, Karrieresüchtigen Person dargestellt wird. Er zieht nicht nur die Arbeit und die Forschung Hohenheims in den Spott, sondern zweifelt auch an der Intelligenz des deutschen Volkes und auch an der Bedeutung der deutschen Sprache, die er nicht der Wissenschaft würdig hält. Somit ist auch seine Funktion dargelegt, nämlich vom Volke abgehobener, sich dem deutsche schämender, egoistischer Wissenschaftler, der Schlussendlich nichts zustande bringt ausser Paracelsus mit unehrenhaften Mitteln zu bekämpfen.[35]

4.5. Handlung des Filmes Paracelsus: Wahrheitsgetreu oder reine Fiktion?

Es stellt sich die Frage, ob der Drehbuchautor Kurt Hauser sich in seinem Drehbuch an die Wahrheit gehalten hat und versuchte die Zuschauer historisch genau zu informieren oder ob er das Drehbuch eher Fiktional gestaltet hat und den populären Darstellungsmustern der Vita Paracelsus folgte. Denn Heuser hatte schon 1941 das Drehbuch zum anti-englischen Film „Ohm Krüger" geschrieben und war als der NS-Ideologie treu ergebener Drehbuchautor bekannt.[36]

[31] Vgl. Friedländer, Saul: *Das Dritte Reichn und die Juden*. München 2006. S. 44 ff.
[32] Vgl. Geiger, Ludwig: Pfefferkorn, Johannes. In: Allgemeine Deutsche Biographie.(ADB). Band 25. Leipzig 1887, S.621–624.
[33] Vgl. Zeller, Susanne : *Juan Luis Vives - (1492-1540) Wiederentdeckung eines Europäers, Humanisten und Sozialreformers jüdischer Herkunft im Schatten der spanischen Inquisition*. Freiburg i. Breisgau 2006. S. 67.
[34] Ebd.
[35] Vgl. Benzhöfer, Udo 1990. S. 57 ff.
[36] Vgl. Nagl, Tobias: *Die Entscheidungsschlacht für den deutschen Großfilm. Ohm Krüger (1941) und der historische Nazi – Blockbuster*.In: *Tonfilmfrieden / Tonfilmkrieg. Die Geschichte der Tobis vom Technik – Syndikat zum Staatskonzern*. Hrsg. v, Distelmeyer, Joseph. München 2003, S. 167 f.

Zu dieser Zeit war insgesamt gesehen sehr wenig Gesichertes über Paracelsus Vita zusammengetragen, so dass an vielen Stellen Platz für Vermutungen und Spekulationen blieb. Als Bestätigung würde die Behauptung dienen, dass die Paracelsus-Romantrilogie von Erwin Guido Kolbenheyer, die 1917-1925 erschienen war, als Vorlage für den Film verwendet wurde.[37] Kolbenheyer, ein österreichischer Romanautor und Lyriker, war eine Anhänger des Biologismus, d.h. dass er glaubte, es gäbe fundamentale biologische Unterschiede zwischen den Völkern und versuchte, spezifische Eigenarten z.b. der deutschen Dichtkunst auf angeblich biologische Grundlagen des deutschen Volkstums zurückzuführen. Seine Parteimitgliedschaft und seine frühe nähe zur NS-Ideologie ist natürlich angesichts seines Biologismus selbstverständlich.

Dennoch muss erstmal überprüft werden, ob sich der Drehbuchautor Heuser tatsächlich an die Romantrilogie von Kolbenheyer gehalten hat.

Was man feststellen kann ist, dass zumindest die Faktentreue beider Werke größtenteils übereinstimmen. Kolbenheyer hatte sich in seinem Roman an das Grundgerüst der historisch gesicherten Fakten der Paracelsus-Biographie gehalten, welches auch von Kurt Heuser chronologisch befolgt wurde. Deutlicher wird der Einfluss der Kolbenheyerischen Trilogie erst mit der Idee des Drehbuchautors, einen Geißlerzug auftreten zu lassen. Diese Idee stammt mit großer Wahrscheinlichkeit von Kolbenheyer. Denn es kann in keinster Weise mit der Vita des Paracelsus in Verbindung gebracht werden. Weiterhin wird der Einfluss Kolbenheyers an formaler Hinsicht deutlicher. Als Beispiel hierfür wäre die Idee der Liedeinlagen zu sowie die altertümliche Sprachform mit gelegentlichen Idiotismen, wie „Kuchel" für die (Alchemisten-) Küche nennen. Der Handlungsverlauf des Filmes hat im Großen und Ganzen äußerst wenig mit der Biographie des historischen Vorbildes zu tun. Also ist der Film auf das Geschichtswissen seiner Zuschauer angewiesen.

Als Beispiel hierfür wäre die Begegnung von Paracelsus und dem Ritter Ullrich von Hutten, der an die Tür des Kellergewölbes klopft und um Hilfe bittet. Dies ist historisch nicht belegt, denn Hutten starb schon 1524.[38]

Ullrich von Hutton wurde schon von den Nationalsozialisten als „deutscher Ritter" vereinnahmt. Er gilt als Begründer eines Nationalmythos und zwar den des Arminius, der die „Varusschlacht" gegen die Römer gewann. Er feierte ihn als „ersten unter den Vaterlandsbefreiern." [39] Rudolf Heß wählte ein Zitat aus Huttens „*Clag und Vormanung*" („*Ich hab's gewagt*") als Grabinschrift.

[37]Kolbenheyer, Erwin Guido: *Paracelsus. Roman-Trilogie*. München 1964.

[38]Vgl. Gottgetreu, Sabine: *Die Umformung der Geschichte durch die Politik: Georg Wilhelm Pabsts Paracelsus. In: Der Arztfilm: Untersuchung eines filmischen Genres*. Bielefeld 2001, S. 228.

[39]Vgl. Treu, Martin (Hrsg.): *Ulrich von Hutten: Die Schule des Tyrannen. Lateinische Schriften*. Darmstadt 1996, S. 230.

Desweiteren muss man bedenken, dass derselbe Hutten der Verfasser der „Dunkelmännerschriften"
war, einer historisch belegten und gegen den historischen Pfefferkorn gerichteten
Verteidigungsschrift für den Standpunkt des Hebraisten Johannes Reuchlin.[40]
Schon daraus kann man ersehen, dass der Drehbuchautor und der Regisseur dieses Filmes nicht den
Wunsch hatten, eine sich mehr oder minder an historischen Tatsachen haltenden Film zu drehen.

5. Die Bedeutung des Paracelsus für die NS-Propaganda und die Auftragsideologie des Paracelsus Filmes.

Wie in den vorangegangenen Kapiteln erläutert und festgestellt, wurde diesem Film eine gewisse
ideologische Kontur zugedacht. Demnach auch der Figur Paracelsus. So sprach C.G. Jung auf
einem Festvortrag 1941 über Paracelsus,der ihn als:

„ *Alchemistischen Schmelztiegel, in welchen die Menschen, Götter und Dämonen jener
ungeheuerlichen Zeit der ersten Hälfte des 16. Jahrhunderts , jeder einzeln, ihren besonderen Saft
gegossen.*"[41]

Auch für den Reichsgesundheitsführer Leonardo Conti bestand kein Zweifel an der ideologischen
Bedeutung Paracelsus für die Gegenwart. Er verglich Paracelsus mit dem Führer:

„ *In der Kampfzeit stellte der Führer drei Grundwerte unserer nationalsozialistischen
Weltanschauung auf; den des Blutes und der Rasse, den der Persönlichkeit und Bedeutung des
Kampfes (...) Über aller Weltanschauung aber steht das Volk. Nur das was dem deutschen Volk
nützt, darf maßgebend für das Tun und lassen sein.* "[42] „ *Diese Grundwerte verkörpert Paracelsus,
denn er liebt sein Volk, er kannte die Werte des Blutes , er war ein Kämpfer und eine überragende
Persönlichkeit in des Wortes umfassendster Bedeutung. Darum steht er auch uns heute so nahe.*"[43]

Natürlich liess sich Conti die Chance nicht entgehen, den bei Paracelsus tatsächlich feststellbaren
Antisemitismus zu erwähnen. Weiterhin stellte er auch Vorstufen der nationalsozialistischen
Fruchtbarkeitsideologie bei Paracelsus fest.[44] Für Conti stand fest: Paracelsus ist ein Vorläufer des
Nationalsozialismus.

---

[40]Vgl. Press, Volker: *Ulrich von Hutten: ein deutscher Held oder gescheiterter Außenseiter?* Frankfurt am Main 1988, S. 34.

[41] Vgl. Friedman, Diemar: *Der Andere.* Ehrenwirth 1990, S. 246.
[42] Vgl. Benzhöfer, Udo 1990. S. 57.
[43] Ebd. S. 57.
[44] Vgl. Golowin, 2007, S. 35. Paracelsus: "Wie könnte einer Feind der Frau sein - sie sei, wie sie wolle? Mit ihren Früchten wird die Welt bevölkert, darum lässt Gott sie lange leben, auch wenn sie noch so garstig wäre." - *Mensch und Schöpfung* „

Wenn man nun de von den Nationalsozialisten propagierten ideologischen Gehalt der Figur und der Filmpropaganda zusammenfasst, ergeben sich folgende Aussagen zur Auftragsideologie des Filmes:

1. Der Paracelsus-Film wurde von den nationalsozialistischen Auftraggebern als politischer Film betrachtet. So lautete der Propaganda Auftrag Goebbels. Als historischer Film war sie nicht gedacht, dafür sprechen schon die hohen Produktionskosten.[45]

Dem Film war eine wichtige Rolle bei der Vermittlung nationalsozialistischer Ideologeme zugedacht.

2. Am Paracelsus-Film sollte Beispielhaft das Bild eines großen deutschen Arztes vorgestellt werden. Die Betonung lag dabei auf dem „Deutschtum" Paracelsus, wobei das in dem Falle „völkisch" verstanden wurde.

3. Paracelsus sollte als große Führer Persönlichkeit dargestellt werden und damit die nationalsozialistische Führerideologie verkörpern.

4. Im Sinne der NS-Ideologie wurde Paracelsus als Freund des armen Volkes charakterisiert. Seine antikapitalistische Haltung ist durch den Gegensatz zu Pfefferkorn nochmals verdeutlicht, der Paracelsus Feind wird, als dieser die Stadttore schliessen will um die Stadt vor der Pest zu schützen. Dadurch aber entgehen dem Kaufmann Pfefferkorn lukrative Geschäfte. Also ist ihm die Geschäftemacherei wichtiger als die Gesundheit der Stadt, bzw. der „Gemeinschaft". Ein klares Freund-Feind Schema:

Pfefferkorn--> Kaufmann-->Geldgierig-->Kapitalist--> Jude

Paracelsus--> Arzt-->Selbstlos--> Freund der Armen--> Deutscher

Desweiteren wird in dem Filmeine Gemeinschaft gezeigt, in dem Frauen nur zum Dienen, zum Heiraten und zum Helfen da sind, ausgeschlossen von allen öffentlichen Funktionen und Entscheidungsprozessen.[46]

Somit wurde Paracelsus zum Vorläufer des nationalsozialistischen Antisemitismus, der nationalsozialistischen Rassen- und Fruchtbarkeitsideologie und der nationalsozialistischen Wert- und Soziallehre stilisiert.

Eine von Politik und Propaganda gefärbte nationalistische Vorstellung läßt das Bild eines Prototypen des deutschen Volksarztes entstehen. In erster Linie ist die politische Vereinnahmung des Paracelsus Filmes durch markante sprachliche Äusserungen der Figuren festzumachen, wobei der Aspekt des „Deutschtums" im Mittelpunkt steht. Die NS-Ideologie ist leicht durch durch

---

[45] Vgl. Benzhöfer, Udo 1990. S. 53.
[46] Vgl. Gottgetreu, 200, S. 225.

Reizwörter und Dialogpassagen zu erkennen: „ Es gibt nur eine Unsterblichkeit: im Gedächtnis seines Volkes weiterzuleben" oder „ Mich braucht das Volk. Dem Volk muss ich dienen."[47]

Der Handlungsverlauf des Filmes folgt einem Muster, nämlich von Aufstieg und Fall eines grossen Mannes. Der Film stellt ihn als eine heroische Figur mit übermenschlichen Zügen dar, der Verleumdungen und Anfeindungen auf sich nimmt und dennoch seiner Weltanschauung treu bleibt. Im ersten Teil des Filmes wird eine klar Freund-Feind Konstellation entworfen. Der Film ist so aufgebaut, dass es nur überzeugte Anhänger oder Gegner des Paracelsus gibt. Klare Parallele zur NS-Ideologie, wo es auch nur entweder Freund oder Feind gibt. Also kann man eigentlich kaum was über die Medizin aus dieser Zeit erfahren, noch ein historische Nachzeichnung Paracelsus Leben.

Wie weit diese genannten Aspekte tatsächlich auf den historischen Paracelsus zutreffen, seien dahingestellt. Tatsache ist, dass das NS-Regime Paracelsus für sich vereinnahmte und diese historische Persönlichkeit mißbrauchte um der Propaganda willen. Dabei hatte sie willige Helfer, angefangen vom Hauptdarsteller bis zum Drehbuchautor. Nur die Rolle des Regisseurs bleibt umstritten. Wenn man sich seine vorherigen und die Filme nach dem Krieg anschaut, ist man weniger geneigt den „roten Pabst" als Nazi zu titulieren.

---

[47] Vgl. Benzhöfer, Udo 1990. S. 62-63.

Literaturverzeichnis:

Albrecht, Gert: *Film im 3. Reich.*Karlsruhe 1979.

Albrecht, Gert: *Medizin und Mediziner im Film des Dritten Reiches.*In: *Medizin im Spielfilm des Nationalsozialismus.* Benzenhöfer, Udo/Eckart, Wolfgang (Hrsg). Tecklenburg 1990

Benzhöfer, Udo: *Propaganda des Herzens. Zum Paraclesus-Film von Georg W. Pabst.* In: Medizin im Spielfilm des Nationalsozialismus. Benzenhöfer, Udo/Eckart, Wolfgang (Hrsg). Tecklenburg 1990.

Friedman, Diemar: *Der Andere.* Ehrenwirth 1990.

Friedländer, Saul: *Das Dritte Reichn und die Juden.* München 2006.

Geiger, Ludwig: Pfefferkorn, Johannes. In: Allgemeine Deutsche Biographie.(ADB). Band 25. Leipzig 1887.

Goebbels, Joseph: Rede bei der ersten Jahrestagung der Reichsfilmkammer am 05.03.1937 in der Krolloper, Berlin. In: Jahrbuch der Reichsfilmkammer 1937, Berlin 1937.

Goebbels, Joseph: Rede in den Tennishallen in Berlin am 19.05.1933. In: Belling, Curt: *Der Film in Staat und Partei.* Berlin 1936.

Goolowin, Sergius: *Paracelsus-Mediziner-Heiler-Philosoph.* Darmstadt 2007.

Gottgetreu, Sabine: *Die Umformung der Geschichte durch die Politik: Georg Wilhelm Pabsts Paracelsus. In: Der Arztfilm: Untersuchung eines filmischen Genres.* Bielefeld 2001.

Granach, Gad: *"Heimat los!".* Augsburg 1997.

Hoffmann, Hilmar.: *Das ärztliche Weltbild.* Stuttgart 1937.In: Walter Wuttke-Groneberg (Hrsg.): *Medizin im Nationalsozialismus. Ein Arbeitsbuch.* 2. Auflage, Tübingen 1982.

Hoffmann, Hilmar: *„Und die Fahne führt uns in die Ewigkeit!"* Frankfurt 1988.

Jacobsen, Wolfgang : *G. W. Pabst.* Berlin 1997.

Klee, Ernst: *Das Kulturlexikon zum Dritten Reich. Wer war was vor und nach 1945.* Frankfurt am Main 2007.

Kleinhans, Bernd: *Ein Film, ein Reich ein, ein Kino: Lichtspiel in der braunen Provinz.* Köln 2003.

Kolbenheyer, Erwin Guido: *Paracelsus. Roman-Trilogie.* München 1964.

Köppen, Manuel / Schütz, Erhard (Hrsg.): *Kunst der Propaganda. Der Film im Dritten Reich.* Bern 2007.

Kropsch, Otto: *Paracelsus im Salzburger Festspielhaus.* In: Film-Kurier, Berlin 13.03.1943.

Müller-Jahncke, Wolf-Dieter : *Paracelsus.* In: Neue Deutsche Biographie (NDB). Band 20. Duncker & Humblot, Berlin 2001.

Nagl, Tobias: *Die Entscheidungsschlacht für den deutschen Großfilm. Ohm Krüger (1941) und der historische Nazi – Blockbuster.*In: *Tonfilmfrieden / Tonfilmkrieg. Die Geschichte der Tobis vom Technik – Syndikat zum Staatskonzern.* Hrsg. v, Distelmeyer, Joseph. München 2003.

Rathkolb, Oliver: *Führertreu und gottbegnadet. Künstlereliten im Dritten Reich.* Wien 1991.

Schicha, Christian, Brosda, Carsten (Hrsg.): Politikvermittlung in Unterhaltungsformaten: Medieninszinierung zwischen Popularität und Populismus. Münster 2002.

Treu, Martin (Hrsg.): *Ulrich von Hutten: Die Schule des Tyrannen. Lateinische Schriften.* Darmstadt 1996.

Zeller, Susanne : *Juan Luis Vives - (1492-1540) Wiederentdeckung eines Europäers, Humanisten und Sozialreformers jüdischer Herkunft im Schatten der spanischen Inquisition.* Freiburg i. Breisgau 2006.